AF476334

EXAMEN DU RAPPORT

DE MESSIEURS

ADELON, ORFILA, SEGALAS, ANDRAL FILS ET PARISET,

A L'ACADÉMIE ROYALE DE MÉDECINE.

PARIS. — DE L'IMPRIMERIE DE RIGNOUX,
IMPRIMEUR DE L'ACADÉMIE ROYALE DE MÉDECINE,
RUE DES FRANCS-BOURGEOIS-S.-MICHEL, N° 8.

EXAMEN DU RAPPORT

DE MESSIEURS

ADELON, ORFILA, SEGALAS, ANDRAL FILS ET PARISET,

A L'ACADÉMIE ROYALE DE MÉDECINE,

SUR

LES EXPÉRIENCES DE M. BARRY,

CONCERNANT L'ABSORPTION EXTERNE.

PAR L. F. GONDRET,

DOCTEUR EN MÉDECINE DE LA FACULTÉ DE PARIS, MÉDECIN CONSULTANT DE L'INSTITUTION ROYALE DES JEUNES AVEUGLES, MÉDECIN HONORAIRE DES DISPENSAIRES DE LA SOCIÉTÉ PHILANTHROPIQUE, MÉDECIN PRÈS LE TRIBUNAL DE PREMIÈRE INSTANCE, etc.

Il faut ajouter à ce qui précède que les maladies ne peuvent avoir, pour ainsi dire, d'autre source que l'air, lorsque ce fluide est trop abondant, trop rare ou trop dense, ou chargé de miasmes que le corps humain puisse absorber.

HIPP. Περὶ Φύσων.

FOES., page 297.

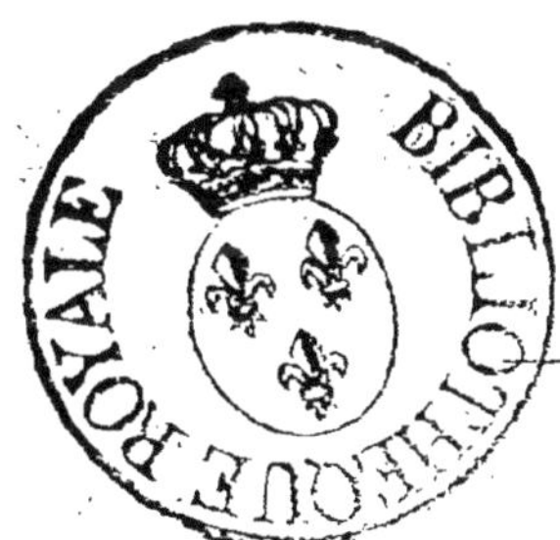

PARIS.

LADVOCAT, LIBRAIRE, PALAIS-ROYAL.

CREVOT, RUE DE L'ÉCOLE DE MÉDECINE.

GABON ET COMP^IE, MÊME RUE.

JUIN 1826.

AVANT-PROPOS.

MONSIEUR le docteur Barry avait présenté à l'Académie royale de Médecine, le 9 août 1825, le résultat de ses expériences sur l'absorption externe, par lesquelles il démontre que la ventouse, appliquée sur des plaies empoisonnées, s'oppose aux effets du poison, ou les dissipe, quand ils se sont manifestés depuis peu de temps.

MM. Adelon, Orfila, Ségalas, Andral fils et Pariset, nommés commissaires, firent avec beaucoup de soin un rapport très-étendu dans lequel ils prouvèrent autant de zèle que de connaissances; mais dans ce savant discours, où ils émettent une opinion contraire à celle de M. Barry sur la circulation veineuse dans le poumon, ces messieurs considèrent la circulation capillaire et l'action de la ventouse d'une manière qui ne me paraît pas conforme aux rapports de l'organisation avec les lois qui régissent le globe, et tous les êtres qui sont à sa surface.

Les noms justement célèbres des médecins qui composent la Commission, et qui ont droit à toute mon estime, m'auraient facilement détourné du parti d'établir une controverse avec de tels adversaires, si l'intérêt de la science et la plus forte conviction, ne m'en eussent fait un devoir. Je sens parfaitement ce qui me manque pour une pareille entreprise, et je soumets à MM. les membres de la Commission les preuves par lesquelles je crois pouvoir soutenir mes opinions. Je désire qu'ils ne voient dans ce travail très-imparfait que l'expression du zèle qui me porte à éclaircir des questions très-importantes pour l'art de guérir.

RAPPORT

LU A L'ACADÉMIE ROYALE DE MÉDECINE,

LE

PAR MESSIEURS

ADELON, ORFILA, SÉGALAS, ANDRAL FILS, ET PARISET.

MESSIEURS,

Dans une des précédentes séances, j'ai eu l'honneur de vous lire en mon nom et aux noms de MM. Orfila et Laennec, un rapport fait par ce dernier sur les expériences de M. Barry, expériences qui, vous vous le rappelez sans doute, tendent à prouver qu'on prévient l'absorption d'un poison déposé dans une plaie, par l'application d'une ou plusieurs ventouses à la surface de cette plaie. Il était dit, dans ce rapport, que vos commissaires avaient vu répéter à M. Barry toutes les expériences qui étaient mentionnées dans la note que ce médecin a eu l'honneur de vous lire, et en avaient vérifié les résultats. Ils avaient en effet constaté plusieurs fois qu'une ventouse appliquée sur une petite plaie faite à un chien ou un lapin, et dans laquelle on avait introduit de la strychnine en poudre, en quantité suffisante pour faire périr promptement l'animal, empêchait le poison de manifester ses effets, suspendait même ces effets s'ils avaient déjà commencé à se montrer, et par conséquent paraissait avoir prévenu l'absorption de la matière vénéneuse. Non-seulement ils avaient vu répéter toutes les expériences annoncées par M. Barry, mais ils lui en avaient fait exécuter d'analogues avec d'autres substances vénéneuses, savoir, de l'oxide blanc d'arsenic, de l'acide hydrocyanique, de l'upas-tieuté, et ces expériences, dont il avait été rendu compte dans le rapport que je vous rappèle, avaient présenté absolument les mêmes résultats; vos commissaires avaient donc conclu en en attestant la réalité.

Mais M. le docteur Barry avait déduit de ses expériences plusieurs propositions théoriques sur lesquelles votre commission n'avait pas cru devoir s'expliquer, et qui n'ont pas paru légitimes à plusieurs d'entre vous. Ces propositions, lors de la lecture du rapport dont je vous entretiens, furent le texte d'une discussion assez prolongée; la section désira des éclaircissemens, un nouveau rapport, et ce sont ces éclaircissemens, ce nouveau rapport, que je viens vous présenter aujourd'hui.

D'abord, pour bien mettre en lumière le point de la question, j'ai besoin de vous signaler ce qui a suggéré à M. Barry les expériences qu'il soumet à votre jugement. Son but n'a pas été seulement de constater l'utilité d'un nouveau moyen thérapeutique pour le traitement des plaies empoisonnées, mais de confirmer une vue première qu'il avait mise en avant sur la circulation veineuse. La note que ce médecin vous a lue, est en quelque sorte le supplément d'un premier mémoire qu'il avait présenté quelques mois auparavant à l'académie des sciences. La première phrase de cette note est en effet le rappel d'une des conclusions de ce mémoire, dans lequel M. Barry veut prouver que la pression atmosphérique est la principale cause de la circulation veineuse, la puissance qui a le plus de part dans la circulation du sang dans les veines. Lors de l'inspiration, dit ce médecin, un grand vide se fait dans le thorax, et le résultat de ce vide est de faire affluer avec grande force dans cette cavité tout le sang des veines; non-seulement en effet cette influence du vide que l'inspiration détermine dans le thorax doit porter sur les troncs veineux les plus rapprochés du cœur, mais encore, comme le système veineux forme un canal partout continu, elle doit s'étendre jusqu'aux origines de ce système : ainsi, tout le sang veineux doit à chaque inspiration être poussé par la pression atmosphérique, de la périphérie du corps vers le thorax, et dans le cœur. Déjà beaucoup de physiologistes avaient reconnu une influence des mouvemens de la respiration sur le cours du sang dans les veines; Haller, par exemple, a dit que les veines deviennent pâles, et se vident de sang lors de l'inspiration, et au contraire rougissent et se remplissent, lors de l'expiration. M. Magendie avait appelé inspiration du sang veineux cet appel qui est fait du sang des veines dans le cœur, lors de l'inspiration du thorax, et il avait rendu cet appel très-manifeste, par une expérience qui consiste à introduire une sonde de gomme élastique dans la veine jugulaire d'un animal, et à voir que de l'air est aspiré par cette sonde et porté vers le cœur lors de l'inspiration, et au contraire est repoussé au-dehors avec le sang, lors de l'expiration. M. Barry, sans doute, invoqua ces premières autorités, ces premiers faits; mais de plus il s'appuya sur des expériences qui lui sont propres. Ayant adapté à la veine jugulaire d'un animal du côté du cœur, un tube recourbé plusieurs fois sur lui-même, et qui plongeait d'autre part sous une cloche pleine d'un fluide coloré, il vit que, lors de l'inspiration, le fluide coloré passait de la cloche dans le tube recourbé, et gagnait la veine qui semblait ainsi l'aspirer, et qu'au contraire, lors de l'expiration, le fluide restait stationnaire dans le tube, ou était repoussé de ce tube dans la cloche : c'était, comme on voit, la même expérience que celle de M. Magendie, mais combinée plus ingénieusement, et de manière à ce que les effets soient plus sensibles : aussi M. Barry tira-t-il la même conséquence, avec cette différence cependant que M. Magendie ne considère la pression atmosphérique que comme une puissance accessoire dans la circulation veineuse, tandis que le médecin anglais fait de cette pression la cause principale du mouvement du sang dans les veines.

Toutefois, cette vue théorique admise, on conçoit qu'il devenait intéressant de rechercher si la suppression de la pression atmosphérique sur un point quelconque de la périphérie du système veineux, suspendrait en ce point le cours de la circulation veineuse; et c'est pour la recherche de ce fait que furent tentées les expériences des ventouses sur les plaies empoisonnées. Si l'action aspirante exercée par le thorax, lors de l'inspiration, s'étend jusqu'aux origines du système veineux, et est la cause qui fait parvenir le sang des plus petites veinules au cœur, cette action d'aspiration, s'est dit M. Barry, sera contrebalancée, et par conséquent la circulation veineuse suspendue, là où par une cause quelconque la pression atmosphérique sera soustraite et où même il sera imprimé au sang une impulsion dans une direction inverse de la première. C'est ce que doit faire une ventouse sur un point quelconque du corps; cette ventouse non-seulement affranchit la partie, sur laquelle elle est appliquée, du poids de l'atmosphère, mais elle imprime au sang qui est dans les vaisseaux de cette partie une direction du centre à la circonférence, par conséquent inverse de celle qui lui est ordinaire, et à tous ces titres, la circulation veineuse à la surface de cette partie doit être suspendue : au moins, le sang de cette partie doit, momentanément et pendant tout le temps de l'application de la ventouse, cesser de retourner au cœur. Or, la non manifestation des effets du poison déposé dans la plaie, dans les expériences de M. Barry, non manifestation qui dépend, selon lui, de la non absorption de ce poison, a semblé à ce médecin la démonstration de ses assertions, et c'est par suite qu'il a tiré les deux conséquences suivantes : 1° que toute circonstance qui change la direction que suit ordinairement le sang veineux de la circonférence au centre *en une inverse du centre à la circonférence, comme le fait la ventouse, empêche toute absorption à la périphérie;* 2° que cette direction accidentelle du centre à la circonférence ne se borne pas à empêcher toute absorption pendant qu'elle a eu lieu, mais encore rappelle à la surface la matière absorbée, autant cependant que celle-ci est encore dans les limites auxquelles s'étend l'action de la ventouse. Ce fait remarquable, plusieurs fois constaté par vos commissaires, que l'application de la ventouse sur la plaie empoisonnée fait presque instantanément cesser les accidens qui avaient commencé à se manifester, et rend l'animal à la vie, semble prouver à M. Barry qu'il est rappelé à la surface de la plaie une certaine quantité du poison qui avait été déjà absorbé.

C'est ici qu'a commencé à se manifester l'opposition de quelques membres de la section. Déjà l'un de vos commissaires, M. Orfila, a contesté que le rétablissement de l'animal sous l'influence de la ventouse fût une preuve qu'une partie du poison absorbé fût retirée du torrent de la circulation, attendu qu'on voit tous les jours des animaux qui ont absorbé des poisons, mais en quantité non suffisante pour les tuer, guérir sans secours, et en peu de temps. Vous avez entendu M. Ségalas attaquer de même la conclusion de M. Barry, et professer que la ventouse ne prévient la mort imminente de l'animal, qu'en empêchant une absorption plus forte du poison; et quant à celui qui est déjà absorbé, il est, a-t-il dit, plus ou moins promptement éliminé par quelques-uns des organes excréteurs, particulièrement par les perspirations pulmonaire et cutanée. Ce physiologiste vous a cité des expériences de M. Magendie, dans lesquelles de l'eau, une dissolution de phosphore dans l'huile, injectées dans les veines d'un animal, avaient promptement été exhalées par la surface des bronches et par la peau : il vous a entretenu d'expériences analogues, mais qui lui sont propres, dans lesquelles un état d'ivresse incité chez un animal par une injection d'alkool dans les veines, mais en quantité non suffisante pour le tuer, se dissipait promptement de lui-même sans secours, à mesure que l'alkool était rejeté par les surfaces exhalantes excrémentitielles du corps. C'est sur ces diverses propositions que vous avez désiré de nouvelles recherches de la part de votre commission.

Privé, Messieurs, du secours si précieux pour moi, d'abord de M. Laennec, qui n'est de retour d'un voyage que depuis quelques jours, et ensuite de M. Orfila, qui est encore absent pour près d'un mois, et désireux cependant de vous demander promptement pour M. Barry les encouragemens que je crois que vous devez à son travail, j'ai appelés à mon aide plusieurs d'entre vous, ceux-là mêmes qui sont le plus versés dans les expériences physiologiques, qui avaient pris part à la discussion à laquelle avait donné lieu le rapport, et qui pouvaient mieux conséquemment signaler les difficultés que nous avions à résoudre. D'un côté, M. le secrétaire perpétuel de l'Académie a assisté aux nouvelles expériences dont je vais vous rendre compte; d'un autre, M. Andral fils, que M. Orfila, un de vos commissaires, avait désigné lors de son départ pour le remplacer; M. Ségalas, qui avait combattu l'idée de M. Barry, ont bien voulu se joindre à nous. Enfin, M. Pétroz, membre de la section de pharmacie a mis à notre disposition son laboratoire; toutes les substances vénéneuses que nous avons employées, et l'habitude que ce pharmacien a acquise en ce genre d'expériences, nous a rendu surtout son assistance très-profitable.

D'abord, on a vérifié de nouveau les deux résultats qui vous ont déjà été annoncés, savoir 1°, qu'une ventouse appliquée sur une plaie dans laquelle on a déposé un poison, empêche ce poison de manifester ses effets pendant tout le temps qu'elle reste appliquée; 2° que si on a attendu pour faire l'application de la ventouse que les effets du poison aient déjà commencé à se montrer, cette application les fait cesser aussitôt, et arrache l'animal à une mort qui paraissait prochaine, et qui sans elle, eût été inévitable.

Ces deux résultats constatés, il s'agissait d'en rechercher l'explication, et de juger en quoi ils appuient la théorie mise en avant par M. Barry, sur la circulation veineuse. Ce sont trois points que je vais successivement traiter au nom de votre Commission.

1° D'abord, pourquoi la ventouse empêche-t-elle le poison de manifester ses effets ordinaires? est-ce parce qu'elle empêche l'absorption de ce poison? est-ce parce qu'elle remédie à son action sur les centres nerveux, et suspend cette action par une sorte de révulsion? de ces deux manières de concevoir le phénomène, la première sans contredit était la plus vraisemblable; mais vos commissaires ont cherché à la justifier par une expérience : ils ont mis quatre grains d'upas-tieuté dans une plaie faite à la partie interne de la cuisse d'un chien, et au lieu d'appliquer la ventouse sur cette plaie, ils l'ont placée à l'autre cuisse; or, au bout de huit minutes, les symptomes d'empoisonnement se sont manifestés et ils ont acquis bientôt un tel degré d'intensité, que l'animal a paru près d'expirer; ainsi donc, puisque la ventouse n'a d'influence salutaire qu'autant qu'elle est appliquée sur la partie dans laquelle le poison a été déposé, c'est une preuve qu'elle n'agit pas, en empêchant, à la manière d'un révulsif, l'action du poison sur les centres nerveux, mais en prévenant réellement l'absorption de ce poison. L'expérience que nous venons de citer nous a fourni le moyen de faire une autre épreuve très-convaincante. Touché de l'état d'agonie et de souffrance de l'animal qui en faisait le sujet, et presque sans espoir de le rendre à la vie, on a appliqué sur la plaie empoisonnée la ventouse qui avait été vainement apposée à l'autre cuisse, et bientôt les symptômes sont devenus moins graves; l'animal, qui était autant près que possible de la mort, a été rendu véritablement à la vie : pendant un quart d'heure encore, il a éprouvé de légères attaques de tétanos, et enfin, ayant au bout de ce temps enlevé la ventouse, et retiré le poison qui était dans la plaie, l'animal a été complétement sauvé.

La commission conclut donc à l'égard du premier résultat constaté, que c'est en empêchant l'absorption du poison, que la ventouse empêche les effets de celui-ci de se manifester.

Mais ce n'est pas la seule question que ce premier résultat fait naître. La ventouse prévient l'absorption du poison. Par quel mécanisme? Est-ce en agissant sur le poison lui-même? ou sur les vaisseaux qui doivent en effectuer l'absorption? D'abord, il est évident que la ventouse imprime à la circulation capillaire de la partie sur laquelle elle agit une direction excentrique, qui est inverse de celle que suit d'ordinaire cette circulation; ne voit-on pas, en effet, le sang affluer en grande abondance dans les parties sur lesquelles on a mis des ventouses? La peau de ces parties rougit, saillit en dehors, se gonfle, etc. Or, on peut déjà établir que cette direction excentrique imprimée par la ventouse à la circulation capillaire de la plaie dans laquelle le poison a été déposé, est ce qui empêche l'absorption.

de ce poison. De plus, si celui-ci est liquide, volatil, il pourra, dans le premier cas, être ramené en partie dans la ventouse avec le sang qu'elle y attire, dans le second cas, être volatilisé, et ce sera une seconde cause pour qu'aucun des effets du poison déposé dans la plaie ne se manifeste. Vos commissaires se sont assurés, dans plusieurs cas, de ce dernier fait; quand le poison déposé dans la plaie était de l'acide hydrocyanique, ils en ont retrouvé une partie volatilisée dans la ventouse; ayant injecté une fois dans la plaie la solution d'un sel de chaux, ils ont aussi signalé des traces de ce sel dans la ventouse. On conçoit que cela doit être ainsi du poison solide lui-même, mais après qu'il a été dissous, dissolution qui doit toujours précéder son absorption; ainsi, la ventouse prévient l'absorption du poison, d'un côté en imprimant à la circulation capillaire de la partie une direction excentrique qui est évidemment opposée à toute absorption, et d'autre part, en retirant de la plaie, et ramenant dans la ventouse une partie du poison qui y a été déposé.

Sur l'un et l'autre de ces deux effets, il est facile de rapprocher la ventouse des autres moyens employés par l'art pour prévenir l'absorption des poisons déposés dans les plaies; de la cautérisation, par exemple. La cautérisation, en effet, d'un côté neutralise une partie du poison en le décomposant chimiquement; de l'autre, prévient son absorption, en frappant de mort les vaisseaux qui doivent l'absorber : même résultat obtenu par la ventouse, mais par un autre mécanisme : d'une part, au lieu de neutraliser le poison, elle l'extrait en partie, le retire de la plaie comme le fait le lavage de cette plaie, comme le fait la succion ; d'autre part, au lieu de tuer les vaisseaux absorbans, elle change seulement la direction de leur circulation, et leur en imprime une qui est contraire à toute absorption ; vous avez entendu un des membres de la section, M. Bourdois, rappeler que toute absorption est devenue impossible dans une partie irritée ; il est encore possible de rapprocher de ce fait le mode d'action de la ventouse ; toute irritation, en effet, suppose appel, afflux du sang dans la partie irritée ; le mouvement afférent du sang y prédomine sur le mouvement efférent ; or, n'en est-il pas de même dans la partie soumise à l'action des ventouses, avec cette différence que la modification que présente la circulation capillaire est produite dans la partie irritée par une cause organique, tandis que sous la ventouse elle est produite par une cause physique ?

Nul doute que l'absorption ne soit empêchée dans les expériences dont nous parlons, pendant tout le temps que reste appliquée la ventouse : on peut le conclure de cela seul, qu'il s'agit d'une action qui est exclusivement physique, et qui conséquemment est constante dans ses résultats ; mais voici d'ailleurs une expérience qui le prouve : on met dans une plaie faite à un lapin une quantité de poison plus que suffisante pour le tuer en quelques minutes ; on applique immédiatement la ventouse, et on la maintient appliquée le double, le triple de temps nécessaire, je ne dis pas seulement pour que le poison manifeste quelques-uns de ses effets, mais pour qu'il occasione la mort; alors on la retire, et si on extrait aussitôt de la plaie tout le poison qui y a été déposé, l'animal ne manifeste aucun des symptômes propres aux poisons. N'est-ce pas une preuve que, malgré la grande quantité qui avait été introduite, il n'en a été aucunement absorbé?

Non-seulement la ventouse empêche l'absorption pendant tout le temps de son application : si cette ventouse a un peu d'étendue, et qu'elle soit restée appliquée long-temps, le mouvement excentrique qu'elle a imprimé à la circulation capillaire de la partie se prolonge encore quelque temps après son ablation, et continue à porter obstacle à l'absorption. Dans les expériences faites par vos commissaires, on a vérifié que si après avoir prévenu l'absorption du poison par une première application de la ventouse, on ne retirait pas ce poison après l'ablation de celle-ci, ses effets étaient plus longs à se manifester que si on n'avait pas eu primitivement recours au vide. Telle dose de poison, par exemple, qui tuait l'animal au bout de sept à huit minutes, n'exerçait plus son influence qu'après une heure ou deux. Ce résultat, du reste, était facile à prévoir d'après les effets accoutumés des ventouses; ne sait-on pas que la peau qui a rougi sous leur influence, ne perd sa rougeur, sa chaleur, son gonflement, qu'après quelque temps, et que l'action révulsive qu'on a opérée par elles, se prolonge quelque temps au-delà de leur application?

Un membre de l'Académie, M. Thillaye, a semblé croire que la ventouse ne prévenait l'absorption du poison que par la pression, par l'espèce de ligature circulaire qu'elle faisait autour de la plaie. Votre commission juge plus raisonnable d'accuser le mouvement excentrique imprimé à la circulation ; en effet, la pression exercée par la ventouse n'empêche pas l'afflux du sang dans la partie; les ventouses scarifiées en fournissent la preuve : pourquoi dès lors cette pression qui peut empêcher le sang d'affluer, aurait-elle plus de puissance pour empêcher son retour?

Tel est donc l'avis de la commission sur le premier résultat présenté par les expériences de M. Barry. Arrivons au second.

2° Pourquoi la ventouse fait-elle cesser presqu'instantanément les accidents qui avaient commencé à se montrer?

Il est évident d'abord que c'est parce qu'elle arrête toute absorption ultérieure, et empêche qu'une nouvelle quantité de poison soit introduite dans l'économie, et vienne ajouter son action à celle de celui qui y est déjà introduit. C'est ce qui résulte de tout ce que nous venons de dire. On ne doit pas s'étonner que l'effet salutaire de la ventouse soit aussi prompt; beaucoup de faits prouvent qu'une matière une fois saisie par les radicules absorbantes, est promptement portée aux centres, et parvient rapidement à travers les voies de la circulation, du point où elle a été prise, aux divers organes dont elle partage l'action. Des expériences *de M. Fodera prouvent qu'au bout de deux ou trois minutes, une matière absorbée, non-seulement est arrivée au centre circulatoire, mais déjà a été projetée par lui dans toutes les parties, et révèle sa présence dans les excrétions, dans l'urine, par exemple.*

Mais de plus, M. Barry croit qu'une certaine quantité du poison absorbé, peut être par l'action de la ventouse rappelée à la surface de la plaie et en être retirée avec le sang, autant cependant, ajoute-t-il, que ce poison est encore dans les limites de l'action de la ventouse. Pour savoir à quoi s'en tenir sur cette assertion de M. Barry, il est nécessaire, Messieurs, de préciser ce que ce médecin a entendu par ces mots, limites d'action de la ventouse. Sa note ne s'explique pas à cet égard. Cherchons à y suppléer ; d'abord il est sûr que M. Barry ne pense pas que l'influence de la ventouse porte sur toute l'étendue du système veineux, et remonte jusqu'au cœur ; aurait-il, en effet, dans cette hypothèse, parlé des limites d'action de la ventouse? comment supposer qu'une ventouse qui est toujours circonscrite, exerce une action aspirante aussi forte? et s'il en était ainsi, ne verrait-on pas le sang veineux refluer tout entier depuis les veines caves jusque dans les systèmes capillaires? c'est donc déjà à une certaine hauteur dans le système veineux que M. Barry limite l'action de la ventouse ; mais quelle est cette limite? c'est ce qu'il ne fixe pas, et ce qu'il est en effet difficile de fixer. Déjà un des maîtres dont nous déplorons le plus la perte, Hallé, s'était fait cette question, mais sans indiquer aucun moyen de la résoudre. Approximativement, il nous semble qu'une ventouse qui, comme nous le disions tout à l'heure, est toujours nécessairement circonscrite, ne peut étendre son influence bien loin au delà de la surface à laquelle elle est appliquée ; et qu'ainsi elle ne pourrait rappeler un poison qui aurait déjà quitté cette surface, et se serait avancé dans les voies circulatoires. C'est aussi l'opinion de M. Barry, qui nous a dit fixer les limites d'action de la ventouse, un peu en avant des premières valvules que présentent les veines; jusque là, dit-il, le sang des petits vaisseaux d'une partie placée sous l'influence d'une ventouse est sollicité à se mouvoir en deux directions différentes ; d'un côté, le vide qui résulte du mouvement d'inspiration, tend à l'appeler dans le cœur ; de l'autre le vide qui résulte de l'application de la ventouse tend à l'entraîner au contraire loin du cœur et hors de la partie; et cédant à celle de ces deux directions dont le moteur a physiquement le plus de puissance, il doit nécessairement dans le cas des expériences dont nous nous entretenons ici, entraîner avec lui la portion de poison qui lui est mêlée.

Il est certainement impossible de contester la justesse de cette argumentation ; et puisqu'on voit une ventouse faire rougir une partie qui était primitivement blanche, par conséquent appeler dans cette partie plus de sang qu'il ne lui en arrivait d'abord, imprimer enfin à ce sang une direction excentrique, on ne peut douter que ce sang, s'il est imprégné de matière vénéneuse, ne ramène avec lui cette matière à laquelle il est mêlé, mais il est sûr aussi que dans les expériences dont nous nous occupons ici, la quantité de poison rappelée ne peut être que très-peu considérable, et ne peut avoir que peu de rapport à la cessation si prompte des accidents; c'est ce qui résulte de tout ce que nous venons de dire, et de la manière même dont M. Barry a exprimé cette partie de sa proposition. Cependant votre commission avait cherché à éclairer cette question par quelques expériences. Ces expériences ne lui ont rien appris. Par exemple, après avoir constaté le temps nécessaire pour qu'une quantité déterminée d'upastieuté déposée dans une plaie fît périr un lapin, elle a répété l'expérience sur deux autres, mais en ayant soin de n'appliquer la ventouse que lorsque le tiers du temps chez l'un, et les deux tiers chez l'autre, étaient déjà écoulés; on supposait que l'absorption du poison ayant pu se faire un peu déjà avant l'application de la ventouse, ce poison, malgré celle-ci, manifesterait un peu ses effets; or, cela n'a pas été; l'animal n'a éprouvé aucun accident. Voudrait-on prétendre que la nullité des effets ici tient à ce que le poison absorbé, n'ayant pas encore franchi la limite d'action de la ventouse, a été rappelé hors de la plaie? mais il est tout aussi raisonnable de penser que cette nullité est due à ce que l'absorption lorsque la ventouse a été appliquée, n'avait pas encore commencé, tout le temps qui s'était auparavant écoulé, ayant été employé à dissoudre le poison, et à le mettre dans l'état liquide que réclame l'absorption. Cependant la commission croit devoir faire remarquer comme confirmation de l'opinion qu'elle porte sur la question qu'elle agite ici, que parmi les nombreux animaux sur lesquels elle a expérimenté, ceux qu'elle a rappelés à la vie par l'emploi salutaire de la ventouse, sont restés souvent fort long-temps encore, c'est-à-dire des heures, sous l'influence du poison; ce qui prouve que si une portion de celui-ci a été retirée des voies circulatoires, cette portion n'a pu être que très-peu considérable.

Ici, Messieurs, une question incidente a été élevée : Si le poison primitivement absorbé n'est pas retiré des voies de la circulation, que devient-il? et surtout, pourquoi cesse-t-il à la fin de manifester ses effets? On ne peut expliquer ce dernier phénomène qui est incontestable, que de deux manières : ou le poison absorbé, n'étant pas en quantité assez grande pour faire cesser l'action vitale, est neutralisé d'une manière quelconque dans l'économie; ou ce poison est plus ou moins promptement éliminé par quelques-uns des organes dépurateurs du sang : or, il n'est d'abord aucun moyen d'avoir la démonstration de la première de ces deux choses; on peut la conjecturer seulement, d'après cette grande puissance d'absorption qui se manifeste dans toute l'étendue des voies que parcourent, soit les substances qui sont introduites en nous pour notre composition, soit celles que nous rejetons par notre décomposition, et la dépuration de notre sang. Quant à la seconde, au contraire, des faits nombreux nous présentent certains organes toujours prompts à purifier le sang des matières hétérogènes, soit innocentes, soit nuisibles, qui peuvent, soit du dehors, soit du dedans de l'économie, être portés dans son sein; et par conséquent cela doit arriver des poisons, comme de toutes autres substances absorbées. Sans doute, la commission aurait pu chercher à retrouver dans les excrétions diverses des animaux qu'elle avait soumis à ces expériences, des traces du poison qu'elle avait déposé dans leurs plaies; mais outre que le temps lui a manqué, cela exigeait de sa part des opérations chimiques trop délicates, et dont s'occupe ou doit s'occuper la commission des poisons. D'ailleurs les lumières acquises en physiologie lui suffisaient ici. Ne trouve-t-on pas dans l'humeur des transpirations pulmonaire et cutanée, dans l'urine, dans les fèces, des traces des alimens qu'on a pris, des matières qu'on a respirées avec l'air, de celles qui ont été accidentellement absorbées par la peau, ou par une membrane séreuse quelconque? Faut-il rappeler les expériences de MM. Fodera, Magendie, que nous avons déjà citées? Enfin, dans la proposition théorique que vos commissaires soutiennent ici, ne peuvent-ils pas s'appuyer de l'autorité de la commission des poisons, qui dans le plan de travail qu'elle a soumis à l'Académie, et que celle-ci a adopté, veut qu'on recherche le poison soupçonné, non-seulement dans les organes digestifs, voie accoutumée de son ingestion, non-seulement dans le sang où il faut qu'il parvienne pour qu'il aille avec ce fluide influencer les centres nerveux, mais encore dans les humeurs excrémentitielles, par lesquelles elle suppose, puisqu'elle l'y cherche, qu'il est toujours plus ou moins tôt, plus ou moins tard, éliminé en certaine quantité.

Aussi avez-vous entendu M. Ségalas professer cette doctrine. Seulement, votre commission a reconnu que cette élimination n'était pas toujours aussi prompte que l'avait dit ce physiologiste : dans plusieurs des expériences qu'elle a faites, elle a vu en effet les animaux rester pendant douze heures et plus sous l'influence du poison ; ce qui ne peut s'expliquer qu'en reconnaissant qu'il existait encore de ce poison pendant ce temps dans l'économie, ou qu'en admettant que l'impression reçue primitivement par le système nerveux s'était prolongée, et ne s'était éteinte que par degrés. Du reste, rien n'est plus variable, plus difficile à évaluer, que le temps qu'emploie une matière à absorber pour être portée de la périphérie au centre, comme celui qui est nécessaire pour qu'une matière à excréter soit portée des centres aux organes éliminateurs. Les conditions qui président à l'un et à l'autre de ces phénomènes organiques sont loin d'être encore toutes connues, et on est réduit par conséquent à cet égard à des observations toutes empiriques.

Sur le second résultat, votre commission conclut donc que c'est surtout en prévenant toute absorption ultérieure que la ventouse arrête les accidens d'empoisonnement qui se sont montrés déjà, et que si une portion du poison déjà absorbé est rappelée dans la plaie, cela ne doit s'entendre que de celle qui est encore tout près de la surface, et que d'une portion extrêmement peu considérable.

3° Arrivons à la troisième objection que nous avons à discuter; savoir, le degré de probabilité ou de démonstration que les expériences de M. Barry et leurs résultats peuvent apporter à la théorie mise en avant par ce médecin, sur la cause de la circulation veineuse. Cette théorie consiste à considérer la pression atmosphérique extérieure comme la principale cause qui porte le sang veineux de la périphérie du corps au cœur. Elle repose, soit 1° sur ce fait, que lors de l'inspiration, le sang afflue avec plus d'abondance et de facilité par les veines caves dans le cœur; 2° sur ce que M. Barry explique ce fait en disant que l'inspiration a fait un vide dans le thorax, et que dès lors le poids de l'air extérieur a dû pousser le sang de la périphérie au centre, pour remplir ce vide. Faisons d'abord quelques remarques sur ces deux bases de la théorie de M. Barry; ces remarques nous serviront ensuite à apprécier le rapport que peuvent avoir avec cette théorie, les expériences faites avec la ventouse.

D'une part, pour que l'action d'aspiration exercée

sur le sang veineux lors de l'inspiration, quelle que soit l'explication qu'on donne de cette action d'aspiration, fût la puissance principale et presque exclusive de la circulation veineuse, il faudrait qu'elle fût très-forte, et s'étendît jusque aux origines du système veineux. Or, c'est d'abord ce que l'expérience de M. Barry ne démontre pas, et ensuite ce qui est contredit par la plupart des faits connus sur la circulation. Si l'action aspirante s'est fait sentir dans l'expérience de M. Barry, à travers un tube long, et plusieurs fois recourbé sur lui-même jusqu'à la cloche (c'était, dit M. Barry, une tasse ouverte) sous laquelle plongeait ce tube, est-il possible d'assurer qu'elle s'étende aussi loin dans les vaisseaux de l'économie vivante? Les expériences sur les animaux vivans fournissent un résultat contraire; dans ces expériences, on voit que l'effet de l'inspiration n'est guères sensible que dans les veines les plus grosses et les plus rapprochées du cœur, qu'il diminue à mesure que les veines sont plus grêles et plus éloignées, et qu'enfin il est nul aux origines des veines, là où ces vaisseaux sont capillaires. Il est certain aussi que le cours du sang dans les veines est d'autant plus accéléré, que les veines sont plus près du cœur, et d'autant plus lent, que les veines en sont plus loin, ce qui prouve encore que l'effet de cette action d'aspiration est de moins en moins sensible. Nous pouvons enfin arguer des effets des ventouses elles-mêmes pour appuyer notre assertion, puisqu'un vide aussi imparfait et aussi peu étendu que celui produit par une ventouse suffirait dans l'hypothèse de M. Barry, non-seulement pour contrebalancer l'action aspirante de l'inspiration, mais encore pour en triompher, ce qui ne devrait pas être, si celle-ci avait le degré d'énergie qui serait nécessaire pour qu'elle fût la principale puissance motrice du sang veineux. Mais voici d'autres raisons encore : il est au moins bien certain que cette action d'aspiration ne s'étend pas jusqu'aux systèmes capillaires ; et cela seul nous suffit pour croire qu'elle ne doit être qu'une puissance très-accessoire dans la circulation veineuse, car celle-ci a, en quelque sorte, ses racines dans les systèmes capillaires, et ces systèmes capillaires ont la plus grande influence sur elle, et la règlent en quelque sorte. En effet, c'est dans les systèmes capillaires que s'effectuent les nutritions, les sécrétions, les calorifications ; et peut-on croire dès lors que l'action aspirante de l'inspiration puisse tendre à retirer sans cesse de ces systèmes capillaires, le sang qu'ils emploient à ces importantes fonctions ? Il est plus naturel de penser que ces systèmes ne cèdent au système veineux que la portion du sang dont ils ne veulent plus, et que sous ce rapport, ils exercent sur la circulation veineuse une influence très-prochaine. Qu'on veuille bien méditer la suite des raisonnemens suivans, et on sera convaincu de la réalité de cette assertion. Il est évident que le sang a pour fonction d'alimenter les nutritions, sécrétions, calorifications, et de fournir à tous les organes, particulièrement au système nerveux, le stimulus vital : il est évident encore que c'est dans et par les systèmes capillaires que s'accomplissent ces actions, et par conséquent que dans les quatre parties qui composent l'appareil circulatoire et que traverse le sang, cœur, artères, veines, et systèmes capillaires, ces derniers, comme mettant en œuvre le sang, sont les plus importans, les trois autres parties (cœur, artères, veines), n'étant que l'échaffaudage destiné à leur charrier ce fluide; or, de ces deux faits incontestables, il nous semble irrésistible de conclure que la mesure dans laquelle se fait la circulation capillaire exerce l'influence la plus prochaine sur la circulation du sang dans les trois autres parties de l'appareil circulatoire; et que cette influence doit surtout être marquée sur la circulation veineuse, qui fait immédiatement suite à cette circulation capillaire : c'est, en effet, ce que pense votre commission sur ces points importans de doctrine, et prononçant à leur égard contre M. Barry, elle se range de l'avis de Haller, et de celui de M. Magendie, pour ne considérer l'action aspirante exercée sur le sang des veines, lors de l'inspiration, que comme accessoire dans la circulation veineuse. D'ailleurs, combien d'autres argumens à opposer à M. Barry! si l'action aspirante qui résulte de l'inspiration est la cause principale de la circulation veineuse, comment concevoir cette circulation veineuse dans le fœtus, qui ne respire pas? Comment l'expliquer, ainsi que l'a fait remarquer le rapporteur de l'Institut, chez les animaux qui prennent l'air nécessaire à leur respiration par une déglutition, et non par une inspiration, et chez ceux qui respirent dans l'eau? Dans l'hypothèse de M. Barry, il ne devrait arriver de sang au cœur que lors des inspirations, et il nous a, en effet, affirmé de vive voix cette assertion. Mais pour en prouver le peu de fondement, ne suffit-il pas de remarquer que tandis que dans une minute, il n'y a que seize à vingt inspirations, il y a soixante à soixante-dix contractions du cœur? Et certes, celui-ci ne se contracte pas en vain, c'est-à-dire, sans projeter du sang; toute suspension de la respiration devrait amener aussitôt celle de la circulation; et de nombreux faits physiologiques et pathologiques prouvent le contraire. Ne voit-on pas des plongeurs rester deux à trois minutes sous l'eau? Et qui ne sait que la circulation continue de se faire pendant les premiers temps de l'asphyxie, jusqu'à ce que l'action cérébrale soit anéantie?

Le fait que lors de l'inspiration, le sang afflue avec plus d'abondance et plus de facilité par les veines dans le cœur, n'est donc pas une preuve de la vérité de la théorie de M. Barry, sur la circulation veineuse. Voyons maintenant si l'explication qu'il donne de ce fait est plus favorable à cette théorie, et même est fondée. Haller avait pensé que l'afflux plus facile et plus abondant du sang des veines, lors de l'inspiration, tenait à ce que dans cet état le poumon étant dilaté, son système vasculaire était plus accessible au sang. M. Barry, au contraire, attribue ce fait à un vide que l'inspiration détermine dans le thorax, et à ce que le poids de l'air extérieur qui alors n'est plus équilibré, pousse le sang de la périphérie au centre, pour remplir ce vide. Ces deux explications sont évidemment des produits de raisonnement, et toutes deux sont assez spécieuses au premier abord, mais sont-elles bien rigoureusement l'interprétation du fait auquel on les applique? quelle est surtout de ces deux explications celle qui est la plus vraisemblable? Votre commission n'hésite pas à se prononcer pour celle de Haller, tant elle trouve d'objections à faire à celle de M. Barry. En effet, nous avons montré tout à l'heure que l'action aspirante, produit de l'inspiration, était probablement à peine sensible aux extrémités du système veineux, et certainement nulle dans ce qu'on appelle les systèmes capillaires. Il est sûr, d'autre part, que ce n'est pas sur le système veineux immédiatement, mais sur le système capillaire que repose le poids de l'atmosphère; nous avons fait voir que les systèmes capillaires ont, par les fonctions dont ils sont le siége, une circulation indépendante de celle qui se fait dans les artères et dans les veines, et qui se subordonne plus ces circulations qu'elle ne leur est subordonnée; il est sûr enfin, que les fonctions pour lesquelles ces systèmes capillaires emploient le sang, et qui certainement règlent leur mode de circulation, ne se rattachent en rien aux lois physiques. Peut-on admettre, d'après tout cela, qu'à travers ces systèmes capillaires, la pression atmosphérique ira physiquement faire circuler le sang dans les veines, tout en permettant à cette circulation veineuse de recevoir les modifications que doivent lui imprimer les diverses fonctions organiques, dont ces systèmes capillaires sont le siége? Cela est absolument impossible. Si la cause de la circulation veineuse était vraiment la pression de l'atmosphère à la surface du corps, tendant à remplir le vide qu'a fait au centre, dans le thorax, l'inspiration, la circulation en général devrait offrir aussi peu de variations que la circonstance physique qui en serait le mobile, et elle devrait en avoir l'immuabilité. Loin de là, cette circulation varie selon les âges, l'état de santé, de maladie, les passions, etc. Une irritation, par exemple, est provoquée dans une partie : aussitôt la circulation y est modifiée, plus de sang y afflue; peut-on dire que cette irritation dans les nerfs de la partie a influé, d'un côté, sur le vide que l'inspiration fait dans le thorax, de l'autre, sur la pression atmosphérique à l'extérieur? Et cependant dans l'hypothèse de M. Barry, il faudrait que cela fût, puisque ici la circulation a éprouvé une modification semblable à celle que lui imprime la ventouse. M. Barry, dira-t-on peut-être, ne parle que de la circulation veineuse. De deux choses l'une : ou ce médecin, dans la circulation veineuse, comprend les systèmes capillaires, et alors trop de phénomènes de vie prouvent que la circulation dans ces systèmes n'est pas sous la dépendance de la cause physique qu'il invoque; ou, au contraire, il distingue ces systèmes capillaires de la circulation veineuse, et alors comme ces systèmes capillaires sont intermédiaires et aux systèmes veineux, et à la surface sur laquelle porte le poids de l'atmosphère, il y a encore impossibilité de concevoir rigoureusement l'influence physique de celle-ci. Mais, dira-t-on encore, n'est-ce pas une vérité physique incontestable que le poids de l'atmosphère sur notre corps est une condition nécessaire à notre conservation? que si ce poids est soustrait ou diminué, nos fluides jaillissent à travers les pores des organes? que le gonflement de la peau, sous la ventouse, est dû à cet effet? Votre commission, Messieurs, ne conteste pas ces faits, mais elle y voit, non que la pression atmosphérique soit nécessaire pour pousser le sang veineux de la périphérie au centre, mais seulement que cette pression sert à prévenir l'expansibilité des gaz, et la gazéification des fluides qui sont dans notre corps.

Sous ce second point de vue, comme sous le premier, la théorie de M. Barry ne paraît donc pas mieux fondée. Maintenant, existe-t-il un rapport entre cette théorie et les résultats des expériences que vous présente M. Barry? Ce médecin le croit: comme la ventouse a empêché l'absorption du poison, et cela par suite de la soustraction de la pression de l'atmosphère, M. Barry croit voir en ce fait la preuve que c'est cette pression qui pousse sans cesse le sang de la périphérie au centre, et qui en pressant avec ce fluide les matières à absorber, est aussi la cause de toute absorption. Votre commission ne peut partager cet avis : d'abord, comme elle sépare la circulation capillaire de la circulation veineuse, et que la ventouse n'agit que sur la première, elle ne trouve dans la modification que celle-ci a éprouvée rien qui se rattache à la circulation veineuse. Ensuite elle s'explique très-bien la modification que la ventouse a excitée dans la circulation capillaire : c'est un des cas nombreux dans lesquels une force physique, appliquée à l'économie vivante, se soumet celle-ci et y domine les phénomènes de vie. Enfin, tout en reconnaissant que la direction excentrique que la ventouse imprime à la circulation capillaire de la partie sur laquelle elle est appliquée apporte un obstacle absolu à l'absorption, elle est bien loin de considérer cette absorption comme l'effet physique de la pression atmosphérique, et elle met cette action qui est commune à tous les êtres vivans, au nombre de celles qui sont le plus évidemment et le plus essentiellement vitales.

Il est enfin, Messieurs, un dernier point de vue sous lequel nous devions examiner les expériences de M. Barry, celui de l'application thérapeutique qui peut en être faite. La section nous avait formellement recommandé d'essayer l'application de la ventouse, dans le cas de morsure de vipère. Après beaucoup d'efforts, M. Barry est parvenu à se procurer un de ces reptiles, et le 29 septembre dernier, dans l'amphithéâtre de M. Cuvier, au jardin des plantes, assisté de MM. Rousseau père et fils, il a pu faire mordre deux lapins : chez l'un, on appliqua la ventouse une minute et demie après la morsure. On voyait sortir des piqûres, qui étaient au nombre de deux, des gouttes d'un liquide séreux qui bientôt se volatilisait, et finit par remplir d'écume la ventouse, au bout de 15 minutes. La ventouse resta appliquée 35 minutes, après quoi elle fut retirée : les petites plaies n'offraient rien d'extraordinaire, et le lapin n'éprouva aucun accident. L'autre lapin, plus fort et plus vivace que le précédent, fut mordu par la même vipère, à la même partie, à la cuisse, mais une heure plus tard; la ventouse ne fut pas appliquée, et voici la succession des accidens qui furent observés : 2 à 3 minutes après la piqûre, une tâche jaune paraît à chaque piqûre; après 10 minutes, les piqûres deviennent livides, lividité qui, selon Fontana, est le signe infaillible de l'empoisonnement par la vipère; après une demi-heure, cette lividité avait l'étendue d'une pièce de 40 sols. Le lendemain, un ulcère gangreneux occupait la partie mordue, et de cet ulcère, coulait une sanie abondante et fétide; la jambe qui, 4 minutes après la morsure, et lorsque l'animal avait été mis en liberté, avait paru frappée d'une légère paralysie, était enflée : elle resta telle plusieurs jours encore, pendant le temps que la plaie employa à se guérir.

Il résulte de ces expériences que, bien que dans

la dernière le lapin ne soit pas mort, ce qui peut être attribué à ce qu'il était plus fort et à ce qu'il a été mordu le dernier, cependant l'influence salutaire de la ventouse a été constatée. Ainsi ce moyen pourrait être employé dans ces cas, ainsi que dans les morsures par les animaux enragés, comme du reste l'avait déjà recommandé Celse, dans lequel on trouve les préceptes suivans : *Omnis autem feræ morsus habet quoddam virus; itaque si vehemens est, cucurbitula admovenda est.* (lib. 5, cap. 2, sect. 12.). *Utique autem si rabiosus canis fuit, cucurbitulâ virus ejus extrahendum est.* (loco citato.).

Voici donc les conclusions de votre commission sur les expériences de M. Barry :

1° La commission atteste la réalité des deux faits, des deux résultats annoncés par ce médecin, savoir :

Que l'application d'une ventouse sur une plaie empoisonnée empêche le poison de manifester ses effets pendant tout le temps que dure cette application ;

Que si la ventouse n'a été appliquée que lorsque les effets du poison avaient déjà commencé à se montrer, elle les suspend instantanément ou très-promptement, et sauve l'animal, en tant cependant que l'absorption qui s'était faite préalablement n'a pas introduit dans l'économie assez de poison pour causer la mort.

2° Relativement au premier de ces résultats, elle pense, comme M. Barry, que la ventouse a agi en retirant de la plaie une partie du poison qui y avait été déposé, et surtout en mettant obstacle à son absorption.

3° Relativement au second, elle croit aussi avec ce médecin, que c'est surtout en empêchant toute absorption ultérieure que la ventouse arrête les accidens d'empoisonnement qui se sont montrés déjà, mais que si une portion de poison déjà absorbée, a été rappelée dans la plaie, et de là dans la ventouse, cela ne doit s'entendre que de celle qui était encore tout près de sa surface, et que d'une portion extrêmement petite.

4° Au contraire, elle professe sur la circulation veineuse une opinion contraire à celle de M. Barry : elle ne juge pas fondée la théorie présentée par ce médecin, et croit particulièrement que les expériences avec la ventouse ne fournissent aucun appui à cette théorie.

5° Enfin, elle regarde comme une application thérapeutique utile l'emploi des ventouses dans les plaies empoisonnées; et elle pense que, malgré les passages qu'elle a cités de Celse, M. Barry peut s'attribuer le mérite d'avoir rappelé l'attention des médecins sur une pratique tombée en désuétude. Son travail peut être regardé sous ce rapport comme une véritable découverte, nonobstant la pratique empirique de la succion dans les plaies empoisonnées, pratique plus usitée chez les peuples à demi-civilisés, que chez les nations policées.

Vos commissaires vous proposent d'adresser des remercîmens à M. le docteur Barry, de l'engager à continuer ses recherches, et de mettre son nom sur la liste des candidats aux places d'associés étrangers de l'Académie.

RÉSUMÉ DU RAPPORT

FAIT PAR MESSIEURS

ADELON, ORFILA, SÉGALAS, ANDRAL FILS, ET PARISET.

Les objections contre les expériences de M. Barry se réduisent à peu près aux propositions suivantes :

La pression atmosphérique n'influe pas, ou n'influe que d'une manière accessoire sur la circulation veineuse.

La circulation capillaire est indépendante de la grande circulation, et se subordonne plus celle-ci qu'elle ne lui est subordonnée.

La circulation capillaire est indépendante des lois physiques.

L'influence de la ventouse, agissant spécialement sur les derniers rameaux veineux, ne s'étend pas jusqu'au cœur.

La circulation du fœtus ayant lieu sans l'acte d'aspiration du sang veineux dans les poumons, l'expérience de M. Barry ne saurait être concluante relativement à la circulation veineuse.

Les expériences par lesquelles M. le docteur Barry démontre l'influence directe de la pression atmosphérique sur la circulation veineuse dans l'inspiration, et celles dans lesquelles il soustrait un animal aux effets de l'empoisonnement par l'application de la ventouse, me paraissent offrir des preuves peremptoires de cette force que j'ai rapportée à la pression. (Voyez le mémoire que j'ai lu à l'Institut en 1818, concernant les effets de la pression atmosphérique sur le corps de l'homme, et l'application de la ventouse dans différentes maladies).

En traitant de l'influence de la pression atmosphérique sur l'homme, j'avais fondé mes opinions sur les faits que la science a mis en évidence depuis Toricelli. Les voyages de Bouguer, de Lacondamine, de Saussure, ceux de MM. d'Humbolt, Gay-Lussac, Zambeccari, et Grassetti, ont prouvé que dans un air beaucoup plus rare que celui auquel nous sommes habituellement exposés, nous ressentons tous les symptômes d'une pléthore universelle, tels que lassitudes spontanées, transpiration abondante, vertiges, somnolence, coma, oppression, inspirations et expirations fréquentes, nausées, vomissemens, hémorragies, par différens points des surfaces muqueuses, et cutanées.

Dans un air dense au contraire, et surtout lorsqu'au poids de l'air se joint celui d'un corps liquide tel que l'eau; si par exemple nous sommes placés sous la cloche du plongeur, notre corps est comprimé, contracté, les mouvemens des membres sont gênés, difficiles, et les poumons sont le siége d'une hémorragie.

De ces différens faits, dans lesquels il est évident qu'un air très-rare favorise la dilatation des vaisseaux et des fluides en même temps qu'il rend la respiration laborieuse et imparfaite par la rareté relative de l'oxigène, et qu'un air dense resserre et condense la surface extérieure du corps, on peut conclure que la pression atmosphérique est une cause principale de la circulation tant générale que capillaire. Comme elle agit dans tous les sens, elle fait converger les fluides de la périphérie vers le centre.

Les effets produits par un air rare sont encore plus intenses chez les personnes qui ont quelque viscère altéré. M. Dolomieu, dont la poitrine était très-faible, en fournit la preuve. Au Pic du Midi qui n'est élevé que de 1,500 toises, il éprouva une hémoptysie considérable qui ne cessa que lorsqu'on l'eut descendu au pied de la montagne. (Voyez mon mémoire précité).

Ces faits, les seuls qui existassent alors, me parurent suffisans pour démontrer la loi de la pression, et cette démonstration me sembla d'autant plus formelle, qu'elle acquérait une force nouvelle par les épreuves très-variées de la ventouse, dans les diverses maladies caractérisées par le trouble de la circulation.

L'influence de la ventouse contre la pléthore, l'inflammation, et l'hémorragie, que je considère comme des degrés d'une même affection, est si étendue, qu'elle ne s'arrête ni au cœur, ni aux tissus les plus éloignés de cet organe. Je crois avoir prouvé ces propositions par cinquante-quatre observations tirées tant de ma pratique, que de celle de plusieurs honorables confrères. A la vérité, M. le professeur Hallé, rapporteur de mon mémoire à l'Institut, tout en reconnaissant la réalité des faits que j'avais publiés, exprima une sorte de doute sur le degré d'étendue des effets de la ventouse, et présenta mes idées, à ce sujet, comme ayant besoin de la sanction du temps et de l'expérience. Ce savant, digne à tant de titres de nos regrets, n'aurait sans doute pas tardé à partager ma conviction, s'il n'eût été si rapidement enlevé à la science. Dans les nombreuses conférences dont il m'honora, je puis certifier qu'il ne m'a fait aucune objection contraire à mes opinions; il hésitait seulement à leur donner l'autorité de son nom, en raison du petit nombre de faits analogues aux miens, que sa pratique lui avait offerts. Peu de temps avant que ce respectable médecin eut fini sa carrière, j'eus la satisfaction de voir que son jugement, sur la grande importance de la ventouse, s'accordait enfin à peu près complétement avec mes idées : lorsque je lui présentai le jeune Pourrat (voyez le mémoire cité page 96), qui, pendant plusieurs années, avait éprouvé les symptômes d'un état de pléthore et d'hypertrophie du cœur, et que j'avais souvent soulagé par le moyen des ventouses, M. Hallé témoigna, par son adhésion sans réserve à l'usage du moyen qui était administré, et par l'espérance de guérison dont il paraissait pénétré, le sentiment de conviction qu'il avait acquis sur l'influence de la ventouse dans les affections essentielles du cœur. L'espérance que M. Hallé avait donnée s'est complétement réalisée depuis, et principalement par le secours des ventouses. M. Pourrat n'est plus sujet aux accidens variés qui pendant long-temps avaient altéré sa santé.

On verra par la lecture du rapport de MM. Adelon, Orfila, Andral fils, Ségalas et Pariset, à l'Académie Royale de Médecine, que si ces messieurs reconnaissent l'influence directe de la pression de l'air sur le sang du cœur droit dans l'inspiration, ils ne regardent cette pression que comme une cause accessoire de la circulation veineuse; telle est l'opinion qu'ils émettent dans le cours du rapport; mais elle est énoncée bien plus clairement encore lorsqu'ils arrivent aux conclusions, dont voici le texte : « La Commission professe sur la circulation veineuse » une opinion contraire à celle de M. Barry; elle ne » juge pas fondée la théorie présentée par ce mé- » decin, et croit particulièrement que les expériences » avec la ventouse ne fournissent aucun appui à » cette théorie. »

Partageant la manière de voir de MM. les rapporteurs de l'Institut sur les expériences par lesquelles M. Barry démontre l'influence de la pression atmosphérique sur les poumons, et celle de M. le professeur Laennec, premier rapporteur à l'Académie royale de Médecine, du mémoire de cet auteur sur l'action de la ventouse dans les plaies empoisonnées, j'adopte son opinion sur l'influence de la pression dans l'inspiration ; je regarde la première expérience comme une preuve explicite de l'existence de la loi de la pression, à laquelle j'ai attribué une influence importante sur la circulation générale et capillaire. En effet, par son action sur la périphérie, la pression régit non-seulement la circulation veineuse, mais aussi la circulation artérielle et la circulation capillaire ; mais dans les poumons, elle réagit sur toute la circulation, par une impression directe sur le sang veineux. Comment est-il certain, selon Messieurs les commissaires, que l'acte d'aspiration ne s'étende pas jusqu'aux systèmes capillaires? Ne suffit-il pas que le sang des capillaires arrive à son tour dans le thorax? Il n'est visible à l'œil nu que dans les gros troncs, mais on aperçoit un véritable mouvement dans les capillaires, à l'aide du microscope solaire (1). Comme l'acte d'aspiration se répète de 16 à 20 fois dans une minute, ne s'ensuit-il pas nécessairement que dans un très-petit espace de temps tout le sang veineux et capillaire est soumis à cet acte d'aspiration? Il est donc évident que cet acte s'étend jusqu'aux systèmes capillaires, et que ces systèmes reçoivent l'influence des lois physiques. Les cavités pulmonaires étant beaucoup plus étendues que la capacité du cœur, on conçoit

(1) Note de M. de Blainville.

comment les mouvemens du cœur sont relativement aux inspirations, dans la proportion de 3 à 1.

§ I.

Les expériences par la ventouse dans les plaies empoisonnées font suite aux épreuves connues de ce remède dans les maladies, et font connaître d'une manière spéciale son importance dans des cas d'empoisonnement ou de morsures d'animaux venimeux. Je crois, contre le sentiment de la commission, que les effets de la ventouse s'étendent jusqu'au cœur, et qu'ils atteignent également les dernières ramifications, soit artérielles, soit veineuses, et les systèmes capillaires; j'ai même vu les fluides blancs se présenter sous la forme de gouttelettes, par l'action de la ventouse sur la peau. Je ne suis point d'accord sur ces différens points avec M. Barry, qui rapporte exclusivement l'influence de la ventouse au système veineux, et qui de plus semble donner pour limites à cette influence les premières valvules des veines, soit dans la note qu'il a lue à l'Académie royale de Médecine, soit dans ses conversations avec MM. les commissaires. Je pense, au contraire, que la ventouse agit sur tous les points de la circulation et sur tous les fluides circulans dans des canaux libres d'engorgement : je crois même que dans les expériences où la ventouse dissipe les effets prononcés de l'empoisonnement sur les principaux appareils de l'organisme, elle étend manifestement son influence jusqu'au cœur, parce que dans ces cas le poison a dépassé le cœur droit, et qu'il a même été transmis par le gauche aux divers organes. C'est ce que tend à prouver l'analyse des matières excrétées après l'empoisonnement. (Expériences citées de MM. Magendie et Fodera.)

Mais la démonstration de l'influence de la ventouse sur le cœur appartient spécialement à l'application de la thérapeutique à la pathologie, et elle devient évidente toutes les fois qu'on administre ce remède, comme nous l'avons dit, dans la pléthore, l'inflammation, et l'hémorragie. En effet, peut-on exiger une preuve plus convaincante de cette opinion, que l'effet de la ventouse dans les affections du cœur, soit essentielles, soit secondaires? Or, c'est ce qu'il est on ne peut plus facile de vérifier sous les conditions suivantes : la plus essentielle est de n'établir le diagnostic que sur la présence des symptômes de la pléthore ou de l'inflammation; ce sont, comme les anciens nous l'ont appris, la chaleur, la rougeur, la tumeur, la douleur; je pense qu'il faut y joindre le symptôme de la pesanteur qui se remarque aussi constamment que les autres, et qui, souvent même, persiste après qu'ils ont plus ou moins perdu de leur intensité. Voilà pour les affections de la peau et du tissu cellulaire. Les autres symptômes sont ordinairement appelés sympathiques; ils résultent des désordres de la circulation générale, et sont rendus plus ou moins sensibles par les caractères très-variés de la fièvre; d'autres se rapportent aux fonctions diverses du cerveau et de la moelle épinière, des poumons, de l'estomac, et pour abréger, je passe ici leur énumération. On les voit céder à l'influence de la ventouse aussi facilement que les symptômes auxquels on reconnaît l'affection locale. (Voyez les observations de M. Alph. B... et Mlle Beck, et celles de ce Mémoire, pages 56 et 60.)

MM. les commissaires n'indiquent pas en quoi les systèmes capillaires sont indépendans de la pression, ni comment la grande circulation est plutôt subordonnée aux systèmes capillaires, qu'ils n'en dépendent eux-mêmes. Nous pensons précisément le contraire, prenant ici pour bases de notre opinion les notions les plus positives de l'anatomie, de la physiologie, et des autres branches de la médecine.

Le système artériel fournit aux systèmes capillaires le sang qui leur est nécessaire pour leurs diverses fonctions. On sait que ce sang a puisé dans les poumons la qualité essentielle qui le rend propre à entretenir la vie, et sans laquelle les capillaires ne pourraient conserver leur état physiologique. Le système veineux reprend aux capillaires la portion de sang qu'ils n'ont pas employée : dans ces deux circonstances, il est bien évident que les systèmes capillaires sont sous la dépendance de la grande circulation.

Dans l'exercice de chaque fonction, le système capillaire a, sans contredit, une action essentielle; mais c'est comme partie intégrante de la circulation, et non comme agent principal et indépendant. Aussi la nutrition d'une partie ou la nutrition générale peuvent être suspendues, et plus ou moins changées en un mouvement de décomposition partielle ou générale, sans mettre la vie en danger, comme le prouve la maigreur qui survient dans la plupart des maladies; or, il n'en serait pas de même si la respiration, si la grande circulation, sources de la circulation capillaire, étaient seulement suspendues pendant un court espace de temps; c'est ce que démontrent la lipothymie, l'asphyxie, et la syncope.

La pathologie nous fait voir, il est vrai, que les lésions des systèmes capillaires produisent un trouble plus ou moins considérable dans la grande circulation, selon l'intensité de la lésion, et selon les différentes parties de ces systèmes qui sont affectées. Il est important ici de distinguer le siége des capillaires. Dans les membres, la pléthore ou l'inflammation de ces systèmes compromettent rarement la vie, et celle-ci peut même continuer après leur ablation. L'influence des lésions des capillaires sur la santé est d'autant plus grande que les capillaires appartiennent à des organes plus importans, et ceci s'applique plus particulièrement aux trois viscères qui, selon Bordeu, forment le trépied de la vie, savoir : le cerveau, le cœur et le poumon. L'intensité de la lésion étant la même, la santé est moins compromise par l'altération des capillaires de l'estomac, de l'utérus, etc., que par celle de ces mêmes vaisseaux dans le cerveau, dans le poumon, et dans le cœur. J'ai vu une pléthore soudaine du cerveau produire, pour la première fois, un violent accès d'épilepsie. M. X..... page 57. Tel ne serait pas l'effet d'une inflammation cutanée ou muqueuse. La gravité des lésions des capillaires est donc en raison directe de l'importance des organes auxquels ils appartiennent. Aussi, tant que les capillaires de ces organes ne sont pas changés de composition, comme cela arrive dans toute inflammation qui s'est terminée par résolution, ils restent dans les conditions générales du système capillaire, et par conséquent ils sont passibles des divers actions ou changemens qu'on peut lui imprimer. Or, nous ne cesserons de le répéter, la ventouse dissipe soudainement les lésions des capillaires, quel que soit leur siége, dans la pléthore, l'inflammation, et l'hémorragie, toutes les fois qu'elle est appliquée au début, et avant qu'il ne se forme dans ces vaisseaux une décomposition ou une dégénérescence quelconque. Cette assertion, qui pour moi résulte d'une expérience journalière, prouve le danger de la médecine expectante dans ces divers états pathologiques. La résolution doit être le but constant des efforts du médecin ; quand il est appelé trop tard, ce qui n'arrive que trop souvent par la faute des malades, l'affection est beaucoup plus difficile à dompter. Sa terminaison la plus heureuse alors laisse, comme on sait, des traces durables qui sont une occasion presque constante du développement de la même affection sous l'influence des intensités atmosphériques ou hygiéniques. Ainsi, j'ai vu un individu qui, dans l'espace de douze années, avait été atteint de dix pneumonies. Adonné a des occupations sédentaires et fatigantes, cet homme ne sortait de sa chambre que tous les huit jours; le froid, et surtout le froid humide l'incommodait beaucoup, et c'était toujours sous les influences extrêmes du vent, du froid et de l'humidité, qu'il contractait sa maladie. Dans les dernières atteintes, les remèdes avaient une action bien plus limitée que contre les premières : cependant le malade n'y succomba pas.

Ainsi, l'uniformité de structure des systèmes capillaires, quels que soient la région ou l'organe auxquels ils appartiennent; l'influence bienfaisante et constante de la ventouse et de quelques autres agens thérapeutiques, lorsque ces moyens sont administrés au début de la pléthore et de l'inflammation, me paraissent propres à démontrer que cette portion de l'appareil circulatoire est immédiatement soumise à la grande circulation; et que dans les cas où les lésions des capillaires influent sur la circulation générale, en la troublant à différens degrés, cet effet tient moins à la nature et aux fonctions du système capillaire, qu'à la place qu'il occupe dans l'organisation.

§ II.

La pression atmosphérique, dans ses variations, concourt différemment à l'expansibilité des gaz, et à la gazéification des fluides de notre corps.

La transpiration insensible qui est permanente et les excrétions qui se font à de courtes périodes, sont l'expression manifeste d'un mouvement centrifuge, qui est en rapport direct, soit avec la pression de l'atmosphère, soit avec les autres agens généraux qui régissent le globe et auxquels par conséquent le corps humain est nécessairement soumis.

La pression atmosphérique influe sur ce mouvement centrifuge; un air rare favorise l'expansion; un air dense, au contraire, tend à la diminuer (1). Ces effets sont d'autant plus marqués que leurs causes respectives sont plus puissantes, ou qu'elles sont accompagnées de l'action de quelqu'autre force comme celle du calorique. Ainsi la rareté de l'air unie à une température élevée, favorise doublement la transpiration; un air dense et une température basse, tendent au contraire à diminuer la vaporisation du corps par leur action centripète.

(1) Lisez le voyage de Saussure au Mont-Blanc.

§. III.

La respiration étant nulle chez le fœtus, la pression atmosphérique n'agit pas directement sur les poumons, dans cette période de la vie. Le sang veineux ne reçoit donc pas cette impulsion qui concourt à l'aspiration de ce liquide dans le poumon, chez l'individu qui a vu le jour. Toutefois, le fœtus éprouve réellement, et d'une manière médiate, l'influence de la pression sur tout son corps; elle lui est transmise par sa mère, et c'est une première condition sans laquelle la vie n'aurait pas lieu chez le nouveau-né, lors même que l'aspiration du sang veineux s'opérerait.

Il résulte de ce fait que la circulation peut se faire chez le fœtus à l'aide de la pression médiate de l'atmosphère sur la périphérie, et sous l'influence permanente de la gravité.

Il ne paraît pas que cette force qu'on appelle vitale, et qui nous est entièrement inconnue dans son essence, puisse seule présider à la circulation. La sensibilité et l'irritabilité par lesquelles on a pensé que cette force pouvait être appréciée, sont trop faibles, trop dépendantes des causes extérieures et des circonstances hygiéniques, elles sont trop sujettes à varier dans leur développement, pour qu'on puisse leur attribuer une influence prépondérante sur une fonction d'une aussi grande importance dans tous les momens de la vie. Rien ne démontre qu'elles soient propres à diriger une opération qui nécessairement exige de puissans moteurs, les liquides étant chez l'homme, à l'égard des solides, dans la proportion de huit à un; les mouvemens d'une telle quantité de liquides ne peuvent émaner que d'une cause dont la puissance soit en raison de leur masse. L'innervation est nécessaire au mouvement du cœur; le sang n'est pas moins nécessaire aux organes d'où naît l'innervation. De plus, le fluide électrique est un agent essentiel de l'innervation, et toutes les fois que la sensibilité et l'irritabilité sont abolies depuis peu de temps, comme dans l'asphyxie, elle se rétablissent facilement par le secours de l'électricité. (Voyez mes expériences sur les lapins dans l'asphyxie, *Journal de Physiologie* de Magendie, année 1821. page 67.)

Voilà, je crois, ce qu'on sait de plus positif en physiologie sur ce sujet; on ne peut donc rapporter la circulation à la sensibilité, à l'irritabilité, ni au fluide électrique, comme à ses causes premières : mais il est très-certain que la circulation et l'influence nerveuse ne pourraient s'exercer sans la pression atmosphérique qui lie notre corps au globe terrestre, sous l'empire de la loi de gravité.

Bien que la plupart des parties de notre corps soient plus ou moins nécessaires à notre existence, il est certain que les lois du globe et les agens généraux nous sont encore plus indispensables que certains attributs dont notre corps est pourvu; ce qui le prouve, c'est que la vie continue encore pendant plus ou moins de temps, lorsqu'ils sont détruits d'une manière plus ou moins notable. J'en ai donné un exemple assez frappant dans l'observation de la femme Gauthereau (mon mémoire sur l'emploi du feu, édit de 1819). A l'âge de 70 ans, et après une apoplexie qui s'était terminée par une hémiplégie, elle resta neuf mois privée de la vue, de l'ouïe et des autres sens, de la connaissance, et du mouvement volontaire; les urines et les fèces sortaient involontairement; on la nourrissait en lui ingérant quelques alimens liquides dans la bouche. La cautérisation sincipitale lui rendit dans l'espace de six semaines la jouissance de ses sens et de la santé, à l'hémiplégie près, et cet heureux résultat s'est confirmé depuis près de dix ans. Ainsi la sensibilité et l'irritabilité peuvent être plus ou moins anéanties sans que la mort ait lieu; tandis que si les lois physiques et les agens généraux qui président à la circulation étaient considérablement modifiés par rapport à nous, la mort serait bientôt notre partage. On connaît les changemens qui surviennent dans l'état normal de la santé chez l'homme qui se place accidentellement dans un air beaucoup plus rare que celui auquel il est habitué. Pour peu que l'épreuve soit portée plus loin que ne l'ont déjà subie la plupart des voyageurs qui étaient animés de l'amour de la science, on voit la vie prête à s'éteindre. MM. Zambeccari et Grassetti, de Bologne, s'étant élevés dans un ballon jusqu'à une hauteur telle que le baromètre descendit à huit pouces, ils tombèrent dans un coma profond, avec perte de connaissance. Ils furent recueillis par des personnes qui, ayant suivi des yeux leur ascension, les sauvèrent du double péril qu'ils couraient de succomber à l'apoplexie, et d'être submergés dans la mer Adriatique. L'innervation et le sang étaient donc altérés ici dans leur répartition, par les changemens opérés dans la respiration et la circulation, par la trop grande rareté de l'air, et par la diminution considérable de la pression atmosphérique. L'observation vient à l'appui de mon opinion sur la loi de la pression atmosphérique : on sait quels désordres graves et variés l'aménorrhée détermine dans les différentes fonctions. Pour dissiper la cause et les effets de cette maladie, il suffit de favoriser le cours des règles, en temps et lieu convenables. On atteint facilement ce but, en appliquant aux cuisses des ventouses sèches ou scarifiées. (Observation de Mlle V. page 64.)

Quand, au contraire, au lieu d'être ralenties ou supprimées les règles sont trop abondantes, il en résulte toujours une grande faiblesse et quelquefois la métrite. Plus souvent peut-être la métrite est l'effet de l'aménorrhée (Mémoire précité). Alors il est on ne peut plus facile de suspendre l'un et l'autre accident par des ventouses sèches au dos, à la poitrine, aux épaules; il suffit encore de faire poser trois ou quatre sangsues au sommet de chaque bras. Dans ces deux cas différents, et quant au succès de la médication, je parle seulement des affections commençantes. Cette pratique me paraît en quelque sorte infaillible, du moins c'est ainsi que je la juge, d'après une expérience de vingt ans.

Est-il possible de ne pas voir dans ces faits une relation évidente de la circulation avec la loi de la pression atmosphérique, d'une part, et avec la loi de gravité, de l'autre?

Dans la dysménorrhée qui est constamment déterminée par une cause occasionelle, soit physique, soit morale, c'est l'influence de la loi de la pression qui, par l'impulsion qu'elle donne aux fluides du corps vers les régions supérieures, paraît surmonter l'action trop faible de la gravité sur ces mêmes fluides; c'est ce qui résulte de la direction qui leur a été imprimée vers les régions inférieures du corps, par l'application faite dans ce sens des ventouses et des sangsues.

L'influence de la gravité (1) est plus remarquable au contraire dans la perte et dans la métrite; en donnant une impulsion ascendante au sang par les ventouses et les sangsues placées aux régions supérieures du tronc, on réprime les effets trop intenses de la gravité.

Très-sensibles contre les accidens récens, les effets de ces modes de médication peuvent encore s'obtenir dans les pertes qui accompagnent les maladies organiques de l'utérus; mais ils ne sont que instantanés lorsqu'il s'est écoulé assez de temps

(1) Voyez le Mémoire de M. Isidore Bourdon sur la pesanteur.

pour produire la prostration des forces et le marasme. (*Voy.* les observations, pages 65 et 67.)

§. IV.

Au reste, les effets de la ventouse ont cet avantage que le raisonnement peut les éclairer, attribut qui manque à la plupart des agens thérapeutiques. En effet, lorsqu'on emploie la kinine, l'opium, l'émétique pour dissiper la fièvre, des douleurs, ou pour exciter le vomissement, tout ce qu'on sait sur l'action de ces remèdes et sur leurs effets, se borne absolument au fait; on ignore pourquoi la kinine fait cesser la fièvre, pourquoi l'émétique produit le vomissement, et ainsi de même de beaucoup d'autres médicamens. Quant à la ventouse, ce n'est point un agent chimique capable de se combiner avec nos parties, et quoiqu'elle agisse mécaniquement, ce n'est point un agent physique ordinaire, tels que les corps inertes doués d'une cohésion plus ou moins forte, et dont les chocs peuvent blesser nos organes; la ventouse n'est point non plus un agent d'irritation, mais de dérivation; c'est un mode universellement employé par la nature pour déplacer les liquides dans les vaisseaux organisés; c'est ainsi que l'enfant, par la succion, fait sortir le lait du sein de sa mère, que beaucoup d'insectes s'approprient les liquides des diverses parties des fleurs, etc. Cela est tellement vrai, que sans le poids de l'atmosphère, il n'y aurait ni succion, ni possibilité de former aucun vide, ni par conséquent faculté d'appliquer la ventouse. Celle-ci est donc une conséquence nécessaire de la pression atmosphérique ; c'est la pression elle-même dirigée par la main de l'homme : or, son importance ne peut être relative qu'à celle de la pression elle-même, et comme il est bien démontré que notre corps (pour un homme de taille ordinaire) supporte un poids d'air d'environ 33, 604 livres, qui est certainement une cause principale de la circulation, il est indubitable, même *à priori*, que la ventouse doit apporter de grandes modifications dans les systèmes circulatoires.

Si, par la pression qu'elle exerce sur la périphérie du corps et par l'aspiration simultanée qu'elle fait du sang veineux dans le thorax, l'atmosphère influe tellement sur la circulation que, sans elle, celle-ci n'existerait pas plus qu'un effet sans sa cause; ne s'en suit-il pas que la ventouse est un moyen certain de modifier la circulation dans des proportions absolument relatives à l'étendue des surfaces du corps qu'elle peut recouvrir, et à la durée de son application? Si l'on appliquait des ventouses sur la plus grande partie de la surface cutanée on parviendrait certainement à balancer l'acte d'aspiration; mais cet acte se faisant sur les gros troncs veineux, pour que la ventouse, qui n'agit que sur les capillaires, pût la modifier, il faudrait appliquer la ventouse sur une assez grande surface pour que le grand nombre des capillaires ou de leurs petits diamètres, représentât le diamètre beaucoup plus considérable des troncs veineux.

On voit par là que l'action de la ventouse est susceptible d'une démonstration rigoureuse, et qu'il est possible de l'employer dans les maladies, d'une manière beaucoup plus rationnelle qu'aucun médicament. Ce remède, par la généralité de son action, ne peut être comparé qu'au calorique, au fluide électrique, et aux moyens de modifier la pesanteur.

Enfin, l'étendue de l'influence de la ventouse, et l'explication de ses effets, me paraissent rendre ce remède très-propre à donner la plus grande certitude possible à la médecine.

PREMIÈRE OBSERVATION.

M. Alphonse B... âgé de seize ans, éprouvait depuis plusieurs mois tous les phénomènes d'un développement très-rapide.

Le 20 novembre 1821, à neuf heures du soir, il eut pendant une demi-heure un violent frisson qui fut accompagné d'un grand mal de tête, de coma vigil, et suivi de chaleur, de sueur, et de loquacité.

Le 21 matin, état de santé, en apparence; à huit heures du soir, accès semblable à celui de la veille. Averti, dès le matin du 22 novembre, je trouvai M. Alphonse B... mangeant un potage, sans un appétit bien marqué; je mis le malade à la diète, et à l'usage d'une infusion de petite centaurée, me proposant d'être témoin de l'accès du soir. Il commença vers six heures, et ce fut à dix que j'observai le malade.

Voici quel était son état. Face très-rouge et légèrement gonflée, céphalalgie générale, plus intense à la bosse frontale droite, coma vigil complet, pesanteur de tête telle, que le malade a de la peine à la lever, pouls accéléré, plein et dur. Je pose à la nuque une ventouse dans le but de dissiper la pléthore de la tête, et je fais sortir environ une demi-once de sang. Au bout du quart d'heure que cette médication a employé, tous les symptômes locaux et généraux s'étaient dissipés. M. Alphonse B... s'endormit paisiblement, et se trouva le lendemain dans son état de santé ordinaire.

DEUXIÈME OBSERVATION.

Monsieur X... âgé de seize ans, d'une haute stature, et d'une force au-dessus de son âge, livré avec ardeur aux études sérieuses d'une éducation solide, avait remarqué dans la rue une femme qui avait le malheur d'être tombée dans un accès violent d'épilepsie. Ému de compassion pour cette infortunée, il pria quelqu'un de l'aider à la transporter dans un corps-de-garde, espérant qu'il serait possible dans ce lieu, de lui administrer les secours que son état réclamait. La personne qui s'offrit pour transporter la malade, n'étant pas douée de forces musculaires très-énergiques, mit M. X... dans le cas de faire des efforts d'autant plus soutenus, que le corps-de-garde était assez éloigné. Pendant ces efforts, M. X... éprouva de la douleur et de la tension à la tête; en arrivant au corps-de-garde, il aperçut quelques taches de sang et quelques excoriations à ses mains, effets des mouvemens involontaires que la malade avait faits lorsqu'on l'avait transportée. Ce jeune homme sans expérience, à raison de son âge, s'imagina qu'il avait pu contracter la maladie de cette femme, par une sorte d'inoculation, et fut pris dans le corps-de-garde même, de violentes convulsions avec perte de connaissance. Il resta dans cet état depuis cinq heures après midi jusqu'à onze heures du soir, époque à laquelle je le trouvai chez lui, peu de momens après qu'il y avait été transporté. Il était dans une grande agitation, ses yeux étaient hagards, et ne laissaient voir que des portions de la sclérotique : il avait très-fréquemment des mouvemens convulsifs dans lesquels il heurtait sa tête avec une violence effrayante, soit contre la muraille, soit contre le carreau : sa face était rouge, gonflée, et offrait au front plusieurs contusions ; il sortait de sa bouche du sang écumeux.

Sachant de la sœur du malade, qu'il n'avait jamais éprouvé d'accident semblable ; et voulant seulement le garantir des effets d'un état si violent, j'eus l'idée de poser à la nuque une ventouse scarifiée. Comme l'occasion de traiter un premier accès d'épilepsie ne s'était pas offerte à moi jusque alors, je n'avais employé ce remède que d'une manière secondaire dans des cas de ce genre, et j'avais eu peu à m'en louer. Je n'eus pas plus tôt évacué une once de sang par ce moyen dérivatif, que les contractions convulsives cessèrent, et que la connaissance revint. Je laissai la ventouse appliquée pendant une demi-heure, et il sortit encore deux ou trois onces de sang. Je recommandai aux assistans de refaire le vide à la même place aussitôt qu'il y aurait des soubresauts dans les tendons, ou de l'agi tation. Le malade dormit ; à dix heures du matin on vint me dire qu'il paraissait agité; m'étant rendu auprès de lui, j'appliquai la ventouse comme la veille, et par ce moyen je parvins promptement à calmer le malade. Ce fut alors qu'il me raconta ce qui lui étoit arrivé la veille ; il se rappelait les efforts multipliés qu'il avoit été obligé de faire pour porter la malheureuse femme à laquelle il s'était intéressé, la fatigue extrême et le mal de tête qu'il avait éprouvés, enfin la propriété d'inoculation qu'il avait attribuée à l'affection pour laquelle il désirait lui faire donner des secours ; il n'avait aucun autre souvenir.

Je laissai ignorer à ce jeune homme le nom de la maladie dont il avait été d'abord témoin, puis affecté lui-même, selon toutes les apparences. J'ai vu M. X... pendant plusieurs années depuis cet accident, et il n'a point eu de récidive.

Environ six mois après, la sœur de M. X... vint m'avertir qu'il était depuis quelques jours, et contre sa coutume, très-enclin à la colère. Dans une visite que je lui fis, il m'exprima l'étonnement où il était de perdre toute patience pour des motifs qui, auparavant, ne l'auraient jamais ému. Il avait la face colorée, la tête lourde, brûlante, et un peu douloureuse.

Pour combattre ces symptômes de pléthore cérébrale, je posai à la nuque une ventouse scarifiée par laquelle je tirai une once de sang; cela suffit pour rétablir l'état normal.

Je conseillai à ce jeune homme de ne boire que de l'eau à ses repas, et de modérer la grande ardeur qu'il avait pour l'étude des mathématiques. Depuis cette dernière indisposition, M. X.. n'a point été malade, et bien qu'il ait quitté Paris depuis deux ans, je suis certain que si sa santé s'était altérée de nouveau, sa famille ne me l'aurait pas laissé ignorer.

TROISIÈME OBSERVATION.

A l'âge de douze ans, mademoiselle Joséphine Beck, née de parens sains et fortement constitués, avait la taille et toute l'habitude du corps d'un enfant de sept à huit ans. Dès sa tendre enfance elle éprouvait les symptômes suivans : Palpitations habituelles, tumultueuses, visibles à l'extérieur, très-sensibles au toucher, et accompagnées de douleur; pouls petit, inégal, nullement analogue au mouvement du cœur, sous le rapport de la force. Indépendamment de ces symptômes, la malade ressentait souvent de la céphalalgie, et avait eu, chaque année, quatre à cinq épistaxis très-considérables, qui, chaque fois, avaient duré plusieurs jours, et après lesquelles elle restait dans un état de faiblesse qui l'obligeait à garder le lit. La faculté de sentir offrait une exaltation particulière au physique et au moral.

Je prescrivis la diète et l'application quotidienne de larges ventouses aux lombes et aux cuisses; pendant une heure. De temps en temps je posai, sous l'omoplate gauche, une ventouse scarifiée par laquelle j'ôtais environ une demi-once de sang.

Dans l'espace de deux ou trois mois les symptômes diminuèrent sensiblement de fréquence et d'intensité. Depuis le commencement du traitement l'épistaxis ne s'est présentée qu'une seule fois, et très-légèrement. Le régime a été successivement rendu plus substantiel : enfin, après dix-huit mois de persévérance, la maladie a disparu presque complétement; les ventouses scarifiées, n'étant plus indiquées par l'état du cœur, j'ai fait continuer l'usage des ventouses sèches sur l'extrémité inférieure du tronc, et sur les cuisses : j'ai cru devoir aider par ce moyen l'apparition du flux menstruel, qui s'est montré à l'âge de quinze ans. Pendant le traitement, le corps de mademoiselle Beck a pris du développement, et à présent qu'elle est âgée de dix-huit ans, elle présente l'aspect d'une personne de son âge, dont la santé n'aurait pas été altérée pendant un temps aussi long.

QUATRIÈME OBSERVATION.

Madame..., douée d'une forte constitution, avait toujours joui d'une santé parfaite jusqu'à l'âge de soixante ans; elle s'était mariée deux fois, et elle avait eu plusieurs couches heureuses. Simplement occupée des détails de son ménage, elle avait mené jusqu'à cet âge une vie assez sédentaire; elle avait toujours eu beaucoup de goût pour la campagne, et pour les travaux du jardinage. Se trouvant un peu tard maîtresse de satisfaire ses désirs, elle s'occupa sans relâche de tout ce que nécessite l'entretien d'un jardin, mais particulièrement du palissage, et du transport des produits; elle mit à ces exercices une ardeur que ne comportaient plus son âge ni ses forces, et sa santé ne tarda pas à s'altérer. Au bout de deux ou trois mois de ce nouveau genre de vie, elle éprouve des maux de reins dont l'apparition soudaine aurait dû l'engager à prendre du repos. Elle persiste cependant dans sa manière d'agir, et bientôt aux douleurs de reins se joignent des pertes auxquelles jamais elle n'avait été sujette, le flux menstruel ayant d'ailleurs cessé chez elle douze ans auparavant. Mais aussitôt que la perte et les douleurs de reins diminuent, au lieu de se livrer à un repos nécessaire et de garder une position plutôt souvent horizontale que verticale, elle emploie les forces qu'elle conserve, soit à palisser les arbres, élevant presque toujours les bras au-dessus de la tête, soit à porter des fardeaux très-pesans, tels que des paniers remplis des fruits qu'elle avait cueillis. Elle fit si bien que les douleurs et les pertes devinrent continuelles : on reconnut que la matrice était le siége d'un engorgement considérable. Ce fut après environ deux ans de sa maladie que je vis cette dame. Elle ne quittait presque plus le lit, tant à cause de l'épuisement de ses forces que parce que la position verticale augmentait la perte. Son sang était très-séreux, et la nutrition ne se faisant que d'une manière imparfaite, le corps était très-amaigri. Les ventouses et les dérivatifs plus fixes, employés sur la partie supérieure du tronc et des extrémités supérieures, suspendirent la perte, à différentes reprises. Il en résulta une intermittence de près de six semaines, et avec elle une diminution de l'engorgement utérin, ainsi que de l'amaigrissement. Mais cet avantage ne fut que temporaire, les pertes reparurent avec une abondance toujours croissante, contre laquelle tous les moyens thérapeutiques échouèrent : la malade succomba, non à un ulcère, ni à l'engorgement de l'utérus, mais à l'épuisement général, par suite de ces pertes excessives.

Les inductions suivantes me paraissent résulter de ce fait. Si, à l'âge de soixante ans, madame... n'avait pas abandonné le genre de vie dont elle avait une longue habitude, elle n'aurait très-probablement éprouvé ni pertes, ni engorgement de l'utérus.

Après avoir quitté la vie sédentaire, elle se livre à de très-longues courses, et surtout au jardinage, restant une grande partie du jour sur une échelle, les bras élevés ; de plus elle porte souvent des fardeaux pesans.

N'est-il pas évident que dans la position verticale

que la malade gardait trop fréquemment, le sang, obéissant à la gravité, a déterminé les pertes, et par suite l'engorgement de l'utérus?

CINQUIÈME OBSERVATION.

Mademoiselle V . . ., âgée de dix-huit ans, avait eu des ophthalmies dans son enfance; il lui restait une vue faible, et des taies sur l'œil gauche.

Vers la fin de 1824, elle éprouva une diminution notable du flux menstruel et simultanément lés symptômes d'un pléthore à la tête, et d'une ophthalmie double très-aiguë qui affectait principalement l'œil gauche; douleur et pesanteur à la tête et aux yeux; impossibilité de supporter la lumière: lorsqu'on mettait l'œil gauche à découvert, la vision était nulle, la conjonctive rouge, boursouflée, et la cornée transparente complétement couverte d'une taie fort épaisse. L'œil droit ne pouvait s'ouvrir; il ne présentait point de taie; la face était très-rouge, et les paupières très-tuméfiées.

La cautérisation sincipitale aurait probablement suffi pour améliorer cet état si la maladie n'avait été l'effet de la déviation des règles; mais dans cette occurrence, un tel moyen employé sans le concours d'aucun autre, pouvait s'opposer au retour convenable du sang, et favoriser même l'ascension de ce fluide vers la tête.

Tout en pratiquant cette cautérisation par la pommade ammoniacale, j'ordonnai des ventouses sèches qui devaient être appliquées aux cuisses matin et soir, chaque jour, pendant une heure, jusqu'à l'apparition et à la cessation de l'hémorragie utérine. Pour obtenir un effet plus fortement dérivatif encore, je prescrivis, dans l'espace de six mois, deux ou trois applications de six sangsues à la partie supérieure et interne des cuisses ; en même temps, j'avais soin d'entretenir la liberté du ventre, ou par des lavemens, ou par de légers laxatifs, et l'emploi de ces moyens, associé à la cautérisation sincipitale, dissipa non-seulement la pléthore de la tête, mais aussi l'inflammation des yeux, et jusqu'à la plus grande partie des taies qui existaient depuis l'enfance.

Dès la première huitaine, la vision était parfaitement rétablie dans l'œil droit; l'œil gauche ne la recouvra qu'au bout de deux ou trois mois. La plaie sincipitale fut entretenue pendant plus de six mois, et c'est probablement à la longue durée de cette plaie que je dois la disparition presque complète des anciennes taies de l'œil gauche.

SIXIÈME OBSERVATION.

N... femme de chambre de madame Tupigny de Moligneaux, est d'une constitution lymphatico-sanguine. Étant au septième jour de ses couches, elle éprouve un violent mal de tête, avec pesanteur, chaleur, amblyopie et fièvre : ces symptômes coïncident avec une diminution dans le cours des lochies. En mon absence, on appelle un médecin qui ordonne l'application des sangsues derrière les oreilles : les symptômes s'aggravent, et les lochies sont complétement supprimées.

Le lendemain, je trouvai la malade dans l'état suivant :

Douleurs de tête que la malade comparait à l'effet de coups de hache, pesanteur telle de cette partie qu'il lui semblait impossible de la mouvoir : chaleur brûlante, vision trouble, pouls très-fort et fréquent, langue rouge et sèche, soif ardente.

Une ventouse légèrement scarifiée, qui fut posée à la nuque pendant un quart d'heure, diminua soudainement les symptômes locaux et généraux. En même temps, je fis appliquer aux cuisses de larges ventouses sèches, avec injonction formelle de les y laisser jusqu'à ce qu'il y eût changement notable dans l'état de la malade : limonade légère et tiède pour boisson. Dès le commencement de la 2e heure de l'application des ventouses, la malade sentit décroître les symptômes ; à la fin de cette période de temps, ils avaient totalement disparu, et les ventouses lui étaient devenues presque aussi insupportables que les phénomènes dont la tête avait été le siége. Mais les lochies étaient revenues, et leur cours s'étant soutenu, sa santé se rétablit parfaitement.

SEPTIÈME OBSERVATION.

Madame... étant au troisième jour de ses couches, eut une perte si considérable qu'elle semblait près d'y succomber. Pâleur extrême, sueur froide, vertiges, parole excessivement faible. Appelé en l'absence de l'accoucheur, je posai une large ventouse sèche entre les deux épaules : au bout d'un quart d'heure, la malade recouvra la parole, et me dit sentir que la perte était arrêtée; j'enlevai la ventouse au bout d'une demi-heure. Le lendemain, douleurs très-aiguës dans l'abdomen, avec météorisme; les lochies coulent sans excès. Je fis faire sur tout le ventre des applications successives et alternatives de ventouses sèches et de pommade ammoniacale au degré rubéfiant, et m'attachai à ces médications, en raison du soulagement qu'elles procuraient. Je les continuai jusqu'au neuvième jour où la malade se trouva rétablie, mais étant à peu près exsangue. Deux mois après, elle avait recouvré ses forces en grande partie.

Extrait du Journal de Physiologie expérimentale de M. Magendie. — Octobre 1821, page 379.

PAR M. GONDRET.

SUR L'EMPLOI DE L'ELECTRICITÉ POUR REMÉDIER AUX EFFETS DES COMMOTIONS DU CERVEAU.

Pendant mon séjour en Ukraine, en septembre 1819, un homme de trente ans, d'une constitution robuste, étant tombé de cheval, fut trouvé sans vie trois heures après son départ, et à peu de distance du château d'où il était sorti. Il était sans mouvement, sans pouls, ni respiration; il avait au front une plaie contuse, sans enfoncement apparent des os du crâne; la face et les extrémités étaient froides; le tronc présentait encore un degré de chaleur peu inférieur à celui de l'état naturel. J'ouvris la veine sans aucun résultat : j'obtins plusieurs onces de sang par l'application des ventouses scarifiées derrière les oreilles et le cou; je fis faire des frictions sur tout le corps; mais ces moyens furent inutiles. Le seul mouvement vital que je crus reconnaître fut un resserrement peu sensible et passager de la pupille; rien ne put rappeler cet homme à la vie.

Cette inefficacité des remèdes que j'avais employés me fit vivement regretter de n'avoir pas à ma disposition un appareil voltaïque, pensant que le fluide électrique aurait pu ranimer cet homme, dans le cas où la vie eût été simplement suspendue par la commotion du cerveau. Je m'étais dès lors proposé de faire, à mon retour à Paris, quelques expériences sur des animaux, tendantes à déterminer le degré d'utilité de l'électricité dans des cas analogues.

Dans ce dessein, j'ai fait il y a quelques mois, les deux épreuves suivantes :

1° Ayant saisi par les membres postérieurs une jeune femelle de lapin, je lui portai plusieurs coups sur l'occiput, avec le côté interne de la main. L'animal jeta un cri, fit des mouvemens convulsifs, tomba dans le carus, et ne donna plus d'autre signe de vie qu'une respiration rare et convulsive.

Dans cet état très voisin de la mort, j'établis, à l'aide d'une cuve voltaïque de trente plateaux, un courant électrique entre l'occiput et les divers points de la colonne vertébrale. Il en résulta des contractions soudaines qui cessaient avec l'action de la cuve. Abandonné à lui-même, l'animal retombait dans un état de mort imminente ; les yeux étaient immobiles et ternes. Après avoir vainement attendu pendant deux heures des effets plus intenses de ce procédé, je fis passer le courant électrique entre le nez, les yeux, le conduit auditif d'une part, et toute la longueur de l'épine de l'autre. Il se manifesta bientôt des mouvemens de totalité ; l'animal sauta, et fit des mouvemens irréguliers de progression. Il suffit d'une demi-heure pour le rappeler à la vie. Trois heures plus tard, il mangeait et paraissait se bien porter. L'œil droit, qui avait principalement servi à l'expérience, resta phlogosé pendant trois semaines, et redevint habile à la vision.

2° Je pris par la région lombaire une femelle de lapin beaucoup plus forte que la première, et lui donnai sur l'occiput plusieurs coups violens qui la mirent aussitôt dans un état de mort apparente. Elle ne conservait plus que des mouvemens rares et convulsifs de la respiration. A la violence des chocs et à l'état qui s'en était suivi, le paysan qui m'avait apporté cet animal, jugea qu'il était impossible de le rétablir, étant habitué à voir les lapins qu'il assomme pour le marché succomber à des secousses moins violentes. Il était neuf heures du matin. Le courant électrique, entretenu pendant quatre heures d'après les procédés ci-dessus décrits, ne produisit que des mouvemens convulsifs peu développés, et qui, à chaque instant, devenaient plus faibles. Je désespérais du succès de cette entreprise, et d'ailleurs je ne voulais pas mettre à nu les gros troncs nerveux. Sachant que l'épiderme pouvait être un obstacle au libre passage du fluide électrique à travers les organes, je déterminai, dans l'espace de quelques minutes, une vésication sur toute la longueur de la colonne vertébrale, au moyen de la pommade ammoniacale. L'animal ne manifesta aucune sensibilité pendant l'action de ce topique ; mais aussitôt que le courant électrique fut rétabli entre l'œil, le nez, le conduit auditif et la peau privée de son épiderme, il y eut des mouvemens rapides et généraux de progression et d'élévation. Bientôt l'animal se redressa sur les pates antérieures, les postérieures n'ayant pas recouvré leur mouvement. Au bout d'une heure les oreilles étaient redressées, et la respiration moins fréquente. J'abandonnai le lapin dans cet état ; le soir, il prit quelque nourriture. Le train postérieur resta comme paralysé pendant trois ou quatre jours, probablement parce que, dans la première partie de l'expérience, j'avais comprimé la région lombaire. L'œil droit, d'abord enflammé, demeura privé de la vision, et s'atrophia. L'animal ne parut bien portant que huit jours après.

Ces deux femelles ont eu depuis une ou deux portées.

Admettant que ces expériences soient répétées avec le même succès, ne serait-il pas convenable d'employer le fluide électrique dans les accidens récens de commotion cérébrale et d'asphyxie, concurremment avec les autres agens thérapeutiques?

L'épiderme qui revêt le visage de l'homme permet, par sa finesse, le libre passage du courant électrique; on ne serait par conséquent pas obligé d'intéresser les yeux comme je l'ai fait sur les animaux.

Il est facile de faire pénétrer le fluide électrique, à travers le tronc et les membres, au moyen de la cuve voltaïque, après avoir produit la rubéfaction ou la vésication par le frottement et par différens épispastiques.

Nous avons fait, MM. Pouillet, Roulin et moi, il y a quelque temps, plusieurs expériences qui se rapportent parfaitement avec celles de M. Gondret.

En étudiant les effets de la pile voltaïque sur les animaux, nous avons trouvé qu'on pouvait ramener à la vie un animal plongé dans l'eau pendant plus d'un quart-d'heure, et ne donnant aucun signe d'existence. Mais il faut de la persévérance, car les premiers mouvemens de respiration ne se manifestent quelquefois qu'après une demi-heure ou trois-quarts-d'heure d'action de la pile.

Sous ce point de vue, il serait d'une grande importance d'introduire une forte cuve électrique, parmi les moyens dont l'autorité dispose pour venir au secours des noyés, asphyxiés, etc. (M.) Magendie.

Depuis la publication de ces expériences j'ai produit l'asphyxie sur des lapins par des chocs capables de déterminer la commotion cérébrale, et, au lieu d'employer l'électricité, j'ai rappelé ces animaux à la vie par le moyen d'une ventouse scarifiée que j'avais placée à la nuque.

FIN.

BIBLIOTHEQUE NATIONALE DE FRANCE
3 7531 03287623 8

www.ingramcontent.com/pod-product-compliance
Ingram Content Group UK Ltd.
Pitfield, Milton Keynes, MK11 3LW, UK
UKHW020205200726
13856UKWH00003B/1212

9 782011 749314